Publications de **L'UNION MÉDICALE**, Année 1855.

DE L'ANTAGONISME

ENTRE LA FIÈVRE TYPHOIDE ET LES MALADIES GRAVES EN GÉNÉRAL,

ET SPÉCIALEMENT

DE L'ANTAGONISME

ENTRE LA FIÈVRE TYPHOIDE ET LA PHTHISIE TUBERCULEUSE ;

MÉMOIRE

Lu à la Société médicale des hôpitaux, séance du 11 Juillet 1855,

PAR LE DOCTEUR H. THIRIAL,

Membre associé.

PARIS,

TYPOGRAPHIE FÉLIX MALTESTE ET Cie,

Rue des Deux-Portes-Saint-Sauveur, 22.

1855

Publications de **L'UNION MÉDICALE**, Septembre et Octobre 1855.

DE L'ANTAGONISME

ENTRE LA FIÈVRE TYPHOÏDE ET LES MALADIES GRAVES EN GÉNÉRAL,

ET SPÉCIALEMENT

DE L'ANTAGONISME

ENTRE LA FIÈVRE TYPHOÏDE ET LA PHTHISIE TUBERCULEUSE ;

MÉMOIRE

Lu à la Société médicale des hôpitaux, séance du 11 Juillet 1855,

PAR LE DOCTEUR H. THIRIAL,

Membre associé.

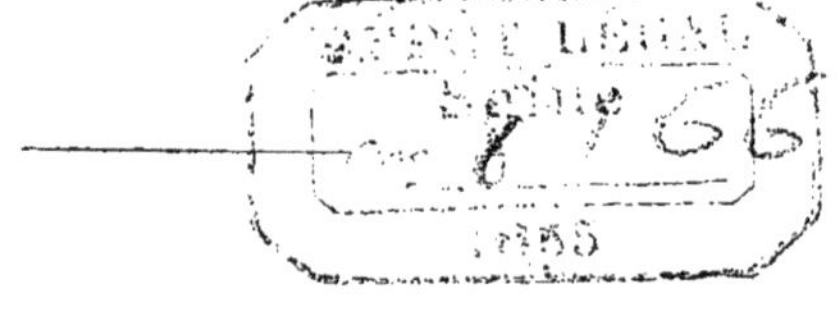

La fièvre typhoïde est-elle contagieuse? A cette question, les médecins des hôpitaux de Paris répondent assez généralement par la négative. Mais si considérable que soit leur autorité, elle ne saurait prévaloir contre le sentiment contraire de la très grande majorité des praticiens, ni mettre à néant les faits de contagion très positifs qui pullulent dans les petites localités.

Si l'opinion médicale a su résister aux observations tirées de nos hôpitaux, c'est sans doute qu'avec son instinct du vrai elle pressentait qu'il y avait là certaines conditions encore inconnues qui s'opposent à la propriété contagieuse de la fièvre typhoïde.

Cette maladie est contagieuse en province, surtout dans les petites localités ; peu de médecins en doutent. Elle ne l'est pas dans nos hôpitaux de Paris, cela est incontesté aussi. Ces faits s'excluent-ils ? L'un des deux est-il nécessairement faux ? La chose n'est pas probable. Chacun le sent, mais personne ne peut dire pourquoi. A cet égard, qu'on nous permette quelques courtes réflexions.

La fièvre typhoïde, une dans sa cause efficiente ou dans sa nature, reconnaît des causes éloignées très diverses ; elle peut, par exemple, se développer spontanément ou sans contagion dans certains cas ; tandis que, dans d'autres cas, elle a besoin, pour naître, d'une semence ou *contage*. C'est ce qu'on observe également pour la variole, avec cette différence que la fièvre typhoïde a plus de tendance à se développer spontanément que cette dernière maladie qui, le plus souvent, naît par contagion.

Remarquons, toutefois, qu'il y a bien moins de différence qu'on ne croit entre ces deux modes de génération, car le *contage* émane primitivement d'un malade, et suppose toujours des organismes en qui il s'est, une première fois au moins, développé spontanément. Nul doute, en effet, que chaque épidémie de variole ou de fièvre typhoïde ne soit comme une recrudescence de cette explosion initiale, et qu'il ne se fasse alors ce qui s'est fait à la première apparition de la maladie.

Ce fait suppose nécessairement dans la maladie, considérée à l'état épidémique, une énergie extrême ; et, en effet, en pareille circonstance, on la voit frapper des coups à la fois nombreux, rapides et meurtriers.

Au contraire, la maladie contractée par contagion, en temps sporadique, a pour caractère d'être généralement moins grave : cela est incontestable pour la fièvre typhoïde.

Les affections aiguës contagieuses, les fièvres, etc., ont donc deux manières de naître : sans contagion ou spontanément, et par leur propre force, par contagion ou secondairement.

Telle est la première conséquence des observations en apparence contradictoires, faites dans les hôpitaux de Paris et dans les petites localités de la province, relativement à la contagiosité de la fièvre typhoïde.

Voici maintenant la seconde :

Si les faits de contagion de la province et les faits négatifs des hôpitaux de Paris (je ne parle pas des faits observés dans la ville même, où la contagiosité est plus positive), si ces faits, dis-je, sont également certains, il faut absolument que cette opposition tienne non au fond des choses, car la maladie est la même ici et là, mais bien à des conditions extérieures différentes.

Parmi ces conditions, il en est une si vraisemblable, et j'ose dire si patente, qu'on s'étonne qu'elle n'ait pas frappé depuis longtemps tous les yeux ; et pourtant, rendons cette justice à M. Barthez, il est le premier qui, de tant d'observateurs consommés qui composent la Société des médecins des hôpitaux, en ait eu le sentiment formel, ou du moins il est le premier qui l'ait expressément signalée dans une de nos dernières réunions. (Voir l'UNION MÉDICALE du 2 août 1855.)

Oui, c'est un fait incontestable, la fièvre typhoïde, pour se développer, réclame certaines conditions antérieures ou actuelles de santé. Elle ne *prend* pas, si je peux ainsi dire, ou ne *prend* que très difficilement sur des sujets déjà travaillés par d'autres affections : elle répugne aux maladies chroniques accomplies, et rarement elle s'associe avec les maladies aiguës, pour peu qu'elles aient quelque gravité.

Or, ne tenons-nous pas, dans ce fait, une des principales conditions qui mettent un obstacle puissant à la contagion de la fièvre typhoïde dans nos hôpitaux ?

Messieurs, j'abandonne à vos pensées cette remarque de M. Barthez qui, par sa haute justesse, mérite toute votre considération ; et, sans y insister davantage, je me tourne vers la question plus générale à laquelle elle se rattache : l'antagonisme des maladies.

J'ai signalé, il y a quelques années, l'antagonisme de la fièvre typhoïde et de la phthisie pulmonaire. Il y a là un point de doctrine important qui demande à être discuté plus largement. En raison de l'opportunité, je vous demande, Messieurs, la permission de continuer cette étude devant vous, et de répondre aux objections qu'on a pu faire et qu'on a faites à mes recherches.

« Deux actions morbides, a dit J. Hunter, ne peuvent avoir lieu en un seul et même temps, soit dans la même constitution, soit dans la même partie. »

Si cette proposition recèle, comme je n'en doute pas, une idée médicale d'une grande valeur, il est permis de s'étonner que cette idée ait été si généralement méconnue, et soit restée jusqu'à ce jour à peu près complétement stérile.

Il faut bien en convenir, toutefois, sous cette forme concise et comme aphoristique, la pensée de Hunter n'était pas sans offrir une certaine obscurité ; peut-être même les développemens destinés à l'expliquer et à l'éclaircir n'avaient-ils pas suffi pour en préciser nettement le sens et la portée ; ajoutez encore que la formule présentait en elle-même quelque chose de si absolu et de si contradictoire avec les résultats de la simple observation, que tout concourait à soulever immédiatement les préventions les plus légitimes.

Ne semble-t-il pas, en effet, à première vue, que Hunter repousse expressément le fait de la coexistence des maladies, quelles qu'elles soient? Ne va-t-il pas même jusqu'à nier la possibilité de l'association morbide d'une manière générale? Or, rien de mieux démontré assurément que la coexistence de plusieurs maladies, non-seulement dans le même organisme, mais dans le même organe; rien encore de plus réel et de plus positif que le fait de l'association morbide sous les formes les plus diversifiées, et pour ainsi dire à l'infini !

Il y avait donc ici, dans la proposition première, un caractère d'exagération et une apparence même d'erreur qui ont dû suffire au plus grand nombre pour la condamner sans appel.

C'était juger trop sévèrement. Pour entrer dans la pensée de Hunter, et pour pénétrer ses véritables intentions, il fallait se placer un instant au point de vue de l'auteur lui-même ; il fallait surtout ne pas oublier qu'ici on avait à faire, non à un anatomo-pathologiste ou à un nosographe, mais à un médecin vitaliste.

Et d'abord, quand Hunter parle de maladies incompatibles entre elles et non susceptibles de coexister, il est de toute évidence qu'il n'entend nullement désigner par là ces lésions multiples qui ne sont autre chose que les manifestations diverses d'une seule et même affection, lésions multiples dont l'ignorance ou l'aveuglement de l'esprit de système sont seuls capables de faire autant de maladies distinctes.

Il ne saurait être non plus question ici de ces altérations anatomiques, si différentes par leur origine, leur siége ou leurs formes, qu'on peut rencontrer fortuitement rassemblées sur le même individu, altérations devenues par l'effet du temps à peu près inoffensives pour l'organisme, et qui ne représentent plus, en quelque sorte, que les débris ou les témoins muets de maladies éteintes. Éliminons encore ces divers produits anormaux, dont le caractère est de germer sourdement au sein de nos organes, et de s'y développer souvent d'une manière complétement latente. Tant que ces produits accidentels restent à l'état de passivité et d'inertie, ou que le travail morbide qui s'opère autour d'eux et en eux ne suscite dans l'ensemble de l'économie que des phénomènes de réaction peu sensibles, ils peuvent bien être considérés comme des parasites incommodes, comme des hôtes plus ou moins dangereux, et surtout comme des causes sans cesse imminentes de maladies, mais à coup sûr on ne saurait voir là ces actions morbides qui, seules aux yeux de Hunter, méritent véritablement le nom de maladies. Par conséquent, tout cela doit être tenu en dehors du cercle de l'incompatibilité telle qu'il l'entend.

Et d'ailleurs, les exemples sur lesquels s'appuie Hunter ne peuvent laisser de doute sur sa véritable pensée. Ces exemples se rapportent principalement à deux grandes classes de maladies, c'est-à-dire à des maladies qui affectent l'organisme en son entier.

Ainsi, en tête des maladies qu'il déclare absolument incompatibles entre elles, il signale celles qui sont caractérisées par une réaction fébrile générale, c'est-à-dire les fièvres ou les pyrexies. A côté de celles-ci, il range les diverses fièvres exanthématiques, dont il n'admet pas la coexistence ou du moins le développement complétement simultané.

Il étend enfin l'incompatibilité à d'autres affections qui ne sont plus des maladies aiguës et fébriles, ni des maladies aussi fortement individualisées que les espèces nosologiques précédentes, mais qui s'en rapprochent pourtant par un caractère important, c'est-à-dire que, malgré l'extrême diversité de leurs manifestations locales, elles consisteraient également en une altération générale et primitive des solides et des liquides; ce sont les diathèses et les dyscrasies : goutte, rhumatisme, scorbut, scrofule, syphilis, etc., etc.

Mais c'est ici qu'il faut que Hunter s'explique et se défende lui-même ; car on ne peut plus se méprendre sur sa pensée, et cette pensée ne nous paraît plus d'accord avec l'observation.

En effet, contrairement aux affirmations de Hunter, n'est-il pas démontré que la nature se charge journellement de réunir plusieurs de ces maladies qu'il déclare absolument incompatibles, c'est-à-dire incapables de se développer concurremment, et surtout de former entre elles de véritables associations morbides. Ainsi, quoi de plus commun, par exemple, que de rencontrer la scrofule avec la goutte, la syphilis avec la scrofule ; et ne voit-on pas encore la variole, la rougeole et la scarlatine marcher en quelque sorte de compagnie, et quelquefois même en se greffant sur l'une ou l'autre des affections précédentes?

En présence de ces faits qui lui sont bien connus, Hunter ne niera certainement pas l'évidence, mais écoutez-le, et il vous objectera que ces deux ou trois maladies peuvent bien exister sur la même personne, mais non dans la même partie du corps en même temps.

Que si vous insistez, il ajoutera que, pour que l'une puisse occuper la place d'une autre, il faudra que cette autre ait été détruite d'abord, ou bien il fera remarquer (et en cela il aura quelquefois raison), que celle qui existait la première peut céder temporairement pour reparaître ensuite.

De cet exposé, il ressort un fait évident, c'est que lorsque, malgré leur éloignement naturel, deux ou plusieurs maladies viennent à coexister sur le même individu, ces maladies, dans la pensée intime de Hunter, seraient simplement conjointes ou en quelque sorte juxtà-posées, mais incapables de produire jamais par une fusion réelle et une combinaison véritable des affections mixtes ou composées.

Il en résulte enfin que, sans faire intervenir formellement la spécificité ou l'opposition dans les causes prochaines, Hunter ne laisse pas que de concevoir l'incompatibilité comme absolue, se fondant sur l'impossibilité radicale où seraient plusieurs maladies de nature différente d'occuper simultanément le même siége.

Voilà comment Hunter se trouve entraîné tout d'abord par l'esprit de système en dehors de l'observation rigoureuse, et comment ensuite, pour se tirer d'embarras, il en est réduit à se jeter dans les subtilités ou dans les fausses explications.

Toutefois, hâtons-nous de le reconnaître, l'erreur chez un homme de génie n'est presque jamais entière, souvent elle enveloppe une vérité qui ne demande qu'à se dégager et à prendre son essor.

Faisons donc à Hunter l'honneur d'une interprétation libérale et digne de lui ; oublions désormais ce que sa proposition générale peut contenir d'erroné ou de contestable, et sachons en faire surgir l'idée neuve, vraie et féconde qui en forme comme le fond et la substance ; cette idée, Messieurs, vous l'avez proclamée avant moi : c'est le principe de l'*antagonisme pathologique.*

Mais quel sens et surtout quelle portée donner à cette expression, empruntée à l'ordre moral pour être appliquée à l'ordre pathologique ?

L'antagonisme, considéré relativement aux maladies, porte très évidemment avec soi une idée d'opposition, d'antipathie et de lutte ; mais quoique supposant des rapports difficiles, il n'implique pas forcément l'idée d'incompatibilité absolue, de séparation nécessaire et de divorce perpétuel.

Cela veut dire que l'antagonisme pathologique peut exister à des degrés divers, et se produire dans une mesure très variable, depuis le simple défaut d'affinité jusqu'à la répulsion tout à fait déclarée ; de manière que, suivant les cas, il aura pour effet tantôt de contrarier ou de gêner seulement la coexistence de certaines affections, et tantôt de faire obstacle à leur rapprochement, jusqu'à le rendre sinon tout à fait impossible, au moins très difficile et très rare.

Si l'antagonisme se démontre de lui-même par la rareté des alliances de certaines maladies entre elles, il se révèle d'une manière non moins positive par le mode de rapports et d'influence qu'exercent les maladies antagonistes les unes sur les autres.

Ainsi, dans les cas où des causes supérieures sont parvenues à triompher de la force d'antagonisme et à contraindre deux maladies antipathiques à se rapprocher et pour ainsi dire à cohabiter dans le même individu, il est d'observation que ces maladies subissent le plus ordinairement des modifications plus ou moins notables, soit dans leur expression symptomatique, soit dans leur marche, soit dans quelques autres conditions générales, de sorte que ces anomalies ou ces déviations témoignent encore à leur manière du caractère antipathique de ces affections, et en quelque sorte de leur association violente et contraire à leur nature.

Messieurs, la question de l'antagonisme, que je viens de

poser devant vous, soulève avec elle les plus graves problèmes de la pathologie, car elle touche en quelque sorte aux entrailles même de la médecine. C'est assez vous dire combien cette question est vaste, obscure et difficile.

Loin de moi la pensée de l'embrasser dans toute son étendue et dans toutes ses difficultés.

Dans un sujet presque neuf, et où tout reste à peu près à explorer, le plus sage sera de m'en tenir à la pure observation. Là où les faits manquent ou demandent pour la plupart à être vérifiés, toute tentative de généralisation ne pourrait qu'être prématurée, pour ne pas dire téméraire.

Obligé que je suis de m'imposer des limites, il me faudra même m'abstenir de considérer le fait de l'antagonisme dans les diverses maladies où, à tort ou à raison, on en a signalé l'existence. Ainsi je ne m'occuperai nullement de l'antagonisme, vrai ou faux, qui a été admis entre la chlorose et la phthisie pulmonaire, entre les tubercules et le cancer, entre l'asthme et les tubercules, entre la scrofule et le rachitis, etc. Je me garderai surtout de toucher à la question de l'antagonisme entre les affections paludéennes d'une part, la phthisie pulmonaire et la fièvre typhoïde de l'autre, question immense, hérissée de mille difficultés, et qui, malgré les infatigables recherches et les ardens débats dont elle a été l'objet, attendra encore longtemps une solution définitive.

Il n'est aucun de ces points, je le sais, qui n'eût son intérêt propre, et qui ne méritât une étude à part.

Mais, dans un sujet si vaste, force m'est bien de faire un choix. Je prendrai donc la question telle qu'elle a été posée au sein même de cette Société, c'est-à-dire que j'étudierai exclusivement le fait de l'antagonisme entre la fièvre typhoïde et les maladies graves en général, et plus spécialement entre la fièvre typhoïde et la phthisie tuberculeuse.

——

La fièvre typhoïde se développe-t-elle souvent ou exceptionnellement dans le cours des autres maladies (j'entends ici des maladies graves)? Est-il ordinaire, ou est-il rare, par exemple, de voir cette pyrexie compliquer d'autres pyrexies, et former des associations avec d'autres maladies fébriles ou inflammatoires? Telle est la première question qu'il s'agit de décider.

Tout d'abord, n'y a-t-il pas lieu de s'étonner que le fait de la coïncidence ou de l'existence simultanée de la fièvre typhoïde avec d'autres maladies soit un objet de doute, lorsque, d'une part, cette pyrexie est une affection si commune, et pour ainsi dire en permanence dans nos hôpitaux; et que, d'autre part, les faits de complications ou d'associations d'un grand nombre de maladies entre elles sont chose si vulgaire et si incontestée?

Aussi, le dirai-je? la position de la question par elle-même, c'est-à-dire, le doute seul qui permet de la poser, me paraît déjà faire préjuger la nature de la réponse, et établir par anticipation la rareté des faits de coïncidence.

Je regrette assurément de ne pouvoir vous apporter, tout d'abord, des relevés statistiques qui, seuls, dans une question de cette nature, pourraient être tout à fait décisifs; mais à leur défaut, je ferai un appel à l'observation générale. Consultez les recueils de faits plus ou moins anciens, compulsez vos registres particuliers, ou interrogez avec soin vos propres souvenirs, et je ne crains pas d'affirmer que le résultat de cette enquête viendra à l'appui de la proposition émise ici par notre collègue M. Barthez, et que la plupart des membres de la Société des hôpitaux, si bien placés pour bien observer, reconnaîtront qu'il ne leur est pas arrivé souvent de voir la fièvre typhoïde apparaître dans le cours d'une autre maladie grave.

Toutefois, ne nous faisons pas d'illusion à cet égard, et ne comptons pas, dans une question aussi litigieuse, et surtout aussi nouvelle, sur un assentiment unanime.

Je n'ignore pas, à coup sûr, que des faits en certain nombre devront être produits en opposition avec notre manière de voir ; et déjà même nous avons entendu dire, dans cette enceinte, que ce n'était pas chose rare de voir la fièvre typhoïde se développer dans le cours de certaines maladies fébriles ou inflammatoires ; on a cité, je crois, les angines, les bronchites, les érysipèles, etc., et peut-être même les pneumonies. Il eût été facile, assurément, d'allonger beaucoup cette liste.

Je demanderai à nos contradicteurs la permission d'écarter tout d'abord les angines, les bronchites, et généralement toutes les affections légères, fébriles ou non, qui doivent être mises hors de cause ; car, par elles-mêmes, elles ne peuvent constituer très évidemment des actions morbides suffisantes pour être un obstacle à la complication pathologique qui est en question.

Restent donc les faits contradictoires ayant trait aux maladies aiguës graves. Ces faits, je ne les nie pas ; ma doctrine sur l'antagonisme, telle que je la conçois, n'en est nullement ébranlée ; mais on reconnaîtra avec moi, je l'espère, que ces faits sont en assez petit nombre, surtout relativement à la fréquence d'une maladie telle que la fièvre typhoïde, et qu'en définitive ces faits constituent des faits purement exceptionnels. Or, que prouvent-ils autre chose, sinon que la coexistence de la fièvre typhoïde avec d'autres maladies est simplement possible, ou, en d'autres termes, que le fait d'incompatibilité n'est pas absolu?

Je le demande, quel est le fait général, le mieux acquis à la science, qui ne se trouve dans le même cas?

Ainsi cette belle loi de M. Louis, en vertu de laquelle on peut induire légitimement l'existence des tubercules dans le poumon après l'âge de puberté, alors qu'on en a reconnu dans d'autres organes, cette loi, sanctionnée par la plus rigoureuse observation, se trouve-t-elle détruite parce qu'on peut citer quelques faits rares qui sont en opposition avec elle?

Qu'on veuille bien croire, d'ailleurs, que je ne me permets ce rapprochement qu'à titre d'exemple et non d'assimilation complète!

Quoi qu'il en soit, je n'ignore pas assurément que plusieurs s'inscriront en faux contre la proposition que je viens d'établir, et qu'ils croiront pouvoir affirmer que les faits de coïncidence, que nous suppposons rares et exceptionnels, sont assez fréquens, peut-être même vulgaires, que les maladies aiguës graves, dans le cours desquelles on voit souvent apparaître la fièvre typhoïde, sont en assez grand nombre, à ce point même qu'il n'y aurait sur ce point que l'embarras du choix; et ils vous citeront, ainsi qu'on l'a déjà fait ici, des érysipèles, des pneumonies, des péritonites, peut-être même des fièvres puer-pérales et beaucoup d'autres encore; et après cette longue énumération, nos adversaires se persuaderont de bonne foi avoir fait justice de nôtre prétendue loi d'antagonisme.

Entre deux affirmations aussi contraires, où sera la vérité?

Quelques explications deviennent ici nécessaires. Tout d'abord, nous n'hésitons pas à dire que l'extrême divergence d'opinions qui éclate sur une simple question de fait, en apparence si facile à juger, accuse nécessairement, d'un côté ou de l'autre, une observation en défaut ; et, pour dire notre pensée, nous ne doutons pas qu'il n'y ait, au fond de tout cela, quelque grosse erreur de diagnostic du côté de nos adversaires.

Il importe donc de signaler les causes principales qui peuvent faire commettre ici des méprises de plus d'un genre, méprises d'ailleurs parfois inévitables, et dont personne ne peut se dire complétement exempt.

Ainsi, il n'est pas rare de voir dans le cours d'un certain nombre de maladies inflammatoires plus ou moins graves, tels que la pneumonie, certains érysipèles, etc., survenir à un moment donné et sous des influences que je n'ai pas à déterminer, un ensemble de phénomènes généraux révélant un trouble plus ou moins notable des fonctions de l'innervation, et une altération plus ou moins profonde des liquides, aussi bien que des solides, en un mot, tout cet ensemble de phénomènes bien connus qu'on désigne assez communément sous le nom collectif d'*état typhoïde*.

Or, en présence de cette phase nouvelle de la maladie, il est encore aujourd'hui bon nombre de praticiens qui, à l'exemple des nosologistes d'une autre époque, se persuadent et ne se font pas faute de dire que la pneumonie, que l'érysipèle, etc., se sont compliqués de la fièvre putride ou typhoïde. Comme ces faits se représentent assez souvent sous leurs yeux, et qu'ils sont interprétés à peu près toujours dans le même sens, la conséquence naturelle, c'est que, pour ces médecins, rien de mieux démontré que la coexistence et l'association de la fièvre typhoïde avec les autres maladies graves, et par contre, rien de plus illusoire que cette incompatibilité qu'on prétend exister entre ces maladies.

Mais dans une réunion de médecins tels que ceux qui composent la Société des hôpitaux, je n'aurai pas besoin de me mettre en grands frais d'argumens pour faire voir où gît ici la double erreur d'observation et de raisonnement, car il n'est personne parmi vous, j'en suis sûr, qui ne sache parfaitement que ces phénomènes généraux graves auxquels je fais allusion, peuvent bien présenter une grande analogie avec ceux qu'on observe dans la fièvre typhoïde, sans appartenir nécessairement à cette dernière maladie ; et tous vous répondrez avec moi que la pneumonie, que l'érysipèle, etc., peuvent revêtir l'aspect typhoïde, se compliquer de l'*état* dit *typhoïde*, mais que cela n'implique pas le moins du monde qu'à ces maladies se soit associée la véritable fièvre typhoïde, c'est-à-dire cette individualité morbide parfaitement distincte, que, pour éviter toute équivoque, je désignerai ici sous le nom de *dothinentérie*.

A côté de cette première cause d'erreur, je dois en signaler une autre qui en est en quelque sorte la contre-partie. Comme elle est peut-être moins connue que la précédente, et qu'on est généralement moins en défiance à son égard, il peut être utile d'y insister un peu plus.

La fièvre typhoïde est susceptible, comme toutes les autres maladies, de présenter dans ses caractères et dans son mode d'évolution de très grandes irrégularités, de revêtir, en un mot, une forme anomale. Parmi ses anomalies, il en est de très importantes sur lesquelles je me suis efforcé, plus que personne peut-être, de fixer jadis l'attention, et que les nécessités de mon sujet me commandent de rappeler à vos souvenirs (1).

Ainsi il est des cas, qui sont loin d'être rares, où la fièvre typhoïde éclate brusquement par des lésions plus ou moins graves du côté des organes respiratoires, sans qu'il se manifeste en même temps de dérangement notable dans les fonc-

(1) Voir mon mémoi:e *sur les anomalies de la fièvre typhoïde*. (UNION MÉ-
DICALE, 1851-1852.)

tions digestives, ou qu'apparaissent les autres troubles fonc‑
tionnels qu'on observe d'ordinaire à la période d'invasion.
Aussi dans le début de la maladie, et quelquefois même pen‑
dant un temps assez long, le médecin croit, et il est vraiment
autorisé à croire qu'il a affaire tout simplement ou à une bron‑
chite diffuse très intense, ou à une pneumonie, le plus souvent
de mauvais caractère. Toutefois, à une époque plus ou moins
avancée de la maladie, il y a un moment où certains phéno‑
mènes plus caractéristiques de la fièvre typhoïde viennent à se
manifester ; et alors qu'arrive-t-il? C'est que le médecin, soit
de bonne foi, soit pour pallier sa méprise, est conduit à se dire
à lui-même et surtout à déclarer à la famille que la maladie
primitive (bronchite ou pneumonie) a changé de nature, ou
mieux encore, que cette bronchite ou cette pneumonie, d'abord
si simple, s'est bien malheureusement compliquée d'une fièvre
typhoïde.

Or, pour moi, après avoir attentivement étudié cette ques‑
tion, je n'hésite pas à affirmer que, dans la très grande majo‑
rité de ces cas, la pneumonie du début n'était qu'une pneumonie
symptomatique ou secondaire; et que la fièvre typhoïde, pré‑
sumée consécutive, était bien réellement primitive, c'est-à-dire
que l'affection générale, la pyrexie *sui generis* existait dès le
principe, mais masquée par des lésions et des phénomènes
morbides prédominans du côté des organes thoraciques ; en
un mot, qu'on avait affaire à une fièvre typhoïde anomale,
présentant la forme dite *pectorale* ou *thoracique*.

Or, il importe de savoir que ces formes anomales de la fièvre
typhoïde sont assez communes en tout temps, chez les jeunes
sujets lymphatiques et disposés aux affections catarrhales, et
qu'elles tendent à se multiplier surtout dans certaines années
et sous le règne de certaines constitutions médicales ; ainsi il
n'est guère de médecin qui n'ait rencontré des cas de ce genre

dans les dernières épidémies de grippe. Aussi les méprises que je signale sont beaucoup plus nombreuses qu'on ne pourrait se l'imaginer ; j'en ai vu commettre par les plus habiles, qui ne s'en doutaient pas ; par contre, j'ai entendu des professeurs de clinique les avouer très naïvement, une fois reconnues. Je confesse pour mon propre compte, qu'après avoir payé jadis plus d'un tribut de ce genre, et avoir appris à me tenir sur mes gardes, je m'y suis encore laissé prendre assez récemment, en compagnie d'une notabilité médicale, qui, dûment avertie du fait, ne pouvait en revenir.

Cela dit, qu'on vienne maintenant invoquer ces exemples pour les opposer à la loi d'antagonisme que nous nous efforçons de soutenir, je suppose que j'aurai le droit de regarder ces exemples et leurs pareils comme non avenus.

Ce que je viens de dire des affections thoraciques, je pourrais l'appliquer également aux affections cérébrales ou autres encore, qu'on observe fréquemment dans la fièvre typhoïde, et qui, soit par leur apparition insolite dès le début de la maladie, soit par leur prédominance ou leur intensité exceptionnelle, impriment un caractère d'anomalie à la fièvre typhoïde, et ont pour effet de dérouter souvent le diagnostic dès le principe.

N'oublions pas de mentionner, en dernier lieu, une circonstance qui a pu en imposer peut-être à des observateurs inattentifs, et leur faire trouver des exemples de véritable coïncidence dans des cas où il n'existait en réalité qu'une pure succession entre maladies signalées comme incompatibles. S'il est vrai que la fièvre typhoïde se développe rarement dans le cours d'autres maladies graves, et ne se mêle que difficilement avec elles, il n'en résulte pas qu'elle ne puisse leur succéder. Supposons, en effet, que, dans le cours d'une maladie quelconque, un individu se trouve exposé à contracter une fièvre typhoïde; supposons que, même dès le début de cette maladie, il fût à cet égard dans l'état qu'on appelé l'*imminence morbide*, c'est seulement lorsque la maladie qui a les devans sera à peu près achevée, que la fièvre typhoïde, un instant arrêtée et pour ainsi dire comprimée, pourra faire son apparition ; c'est ainsi qu'il n'est pas excessivement rare de la voir survenir à la traverse d'une convalescence à peine commencée, et accomplir plus ou moins péniblement son évolution au milieu de conditions très peu favorables.

———

Maintenant que j'ai exposé les principales causes d'erreur qui me paraissent obscurcir le plus ce sujet, et qu'ainsi j'ai d'avance prévenu de nombreuses objections, et fait taire peut-être quelques dissidences, j'arrive à la seconde partie de ma question.

S'il est vrai, ainsi que l'a avancé M. Barthez, et comme j'ai essayé de le montrer, que les maladies graves, en général, sont un obstacle au développement actuel de la fièvre typhoïde, je ne crains pas de dire qu'il n'est pas d'affection où ce fait éclate avec plus d'évidence que pour la phthisie pulmonaire, à tel point même que l'opposition entre ces deux maladies s'élève jusqu'à une sorte d'incompatibilité.

A cet égard, l'expérience s'est prononcée ; et en supposant même que le rapport d'antagonisme existant entre la fièvre typhoïde et la phthisie puisse être contesté au point de vue théorique, je ne doute pas que la très grande majorité des observateurs n'accepte sans hésitation les faits sur lesquels nous nous appuyons pour établir ce rapport, et l'ériger en loi. Toutefois, comme je prévois encore ici des dissidences, et que je sais d'avance par quelles objections elles doivent se produire, allons au devant de quelques-unes de ces objections, et signalons encore cette même source d'erreur que, dans la première partie de cette question, je me suis déjà efforcé de mettre à nu.

Rappelons donc, et tâchons, à l'occasion, de ne pas oublier qu'il est des phthisies qui, à leur début, simulent assez bien la fièvre typhoïde. Ce sont certaines phthisies, à forme suraiguë, qui, par la soudaineté de leur explosion, par l'étendue ou l'intensité d'une phlegmasie pulmonaire concomitante, rapidement désorganisatrice, par la fonte immédiate et simultanée des myriades de tubercules infiltrant le parenchyme des poumons, jettent pour ainsi dire d'emblée le malheureux malade dans la fièvre dévorante, la prostration, la stupeur, la diarrhée colliquative, la fuliginosité, etc.; en un mot, dans cet état général qui caractérise l'*état typhoïde* porté à son summum.

Notons ici, et c'est une circonstance sur laquelle M. le professeur Trousseau ne manque jamais, dans ses leçons cliniques, d'appeler l'attention des élèves, notons que la forme de phthisie aiguë ou galopante, qui tend à en imposer le mieux pour la fièvre typhoïde, se rapporte à une affection du poumon encore mal connue dans ses caractères anatomiques, où l'existence des tubercules serait encore un objet de doute pour les plus habiles micrographes, et qui consisterait pour eux dans une phlegmasie *sui generis*, et dans la fonte purulente des vésicules pulmonaires atteintes de dégénérescence *granuleuse.* Mais si intéressante que dût être cette question, je ne puis y insister davantage.

Bref, quelles que soient les causes générales ou locales qui impriment à certaines phthisies ce cachet spécial d'affection typhoïde, il est peu de praticiens qui n'aient à se remémorer

des cas où le diagnostic a été pour eux la cause de beaucoup
d'incertitudes, d'embarras et de soucis, peut-être même en
est-il peu qui, à cet égard, n'aient sur la conscience quelques
grosses méprises, fâcheuses pour le malade, compromettantes
pour le médecin.

J'ai rapporté, en temps et lieu, quelques exemples de ce
genre, et ces exemples étaient d'autant plus significatifs, qu'ils
venaient de plus grandes autorités médicales.

D'autre part, la phthisie à forme lente et à marche chronique, n'est pas sans présenter aussi les mêmes difficultés. Il
arrive, en effet, assez souvent qu'à une certaine époque de sa
durée elle vient à se compliquer plus ou moins brusquement de
phénomènes généraux graves qui, par leur ensemble, rappel-
lent à ce point la physionomie si caractéristique de la fièvre
typhoïde, que dans le premier moment ils peuvent faire croire
à une association toute accidentelle de cette dernière maladie
avec la phthisie pulmonaire.

Or, hâtons-nous de le dire, ces phénomènes graves sont dus
ordinairement, soit à une phlegmasie aiguë intercurrente, soit
à une intoxication purulente ou septique, suite de la fonte
tuberculeuse, ou plus généralement encore à des influences
quelconques, endémiques ou épidémiques, à des causes phy-
siques ou morales qui, par leur action soudaine, ont sidéré un
organisme déjà profondément atteint dans sa force de résistance
vitale.

Il y a quelques semaines, mon ami le docteur Pidoux signa-
lait, à sa clinique, un événement bien remarquable de ce genre
qui venait de se passer dans son service à l'hôpital Lariboi-
sière.

Dans l'espace de quarante-huit heures tout au plus, cinq à
six malades, atteints de phthisie à des degrés divers, avaient

été pris assez inopinément, et sans cause bien appréciable, d'un ensemble de symptômes graves, tels que fièvre intense, prostration considérable, sécheresse et rougeur de la langue, avec commencement de fuliginosité, rêvasseries, excitation cérébrale, portée chez quelques malades jusqu'au délire ; dans un cas même, il y avait eu des épistaxis.

Chez deux malades, ces accidens graves, en se surajoutant à la phthisie, avaient pour résultat immédiat d'imprimer à la maladie une marche plus rapide et de lui faire faire des progrès menaçans ; tandis que, chez les autres, ces mêmes accidens s'étaient promptement terminés par la mort. Or, la circonstance que je tiens le plus à noter ici, c'est que M. Pidoux, bien que parfaitement sur ses gardes, et moins enclin que personne à admettre facilement la fièvre typhoïde comme complication de la phthisie, ne put, de son aveu même, se défendre de quelques doutes, au moins relativement à plusieurs malades, tant les apparences étaient trompeuses ! Je me hâte d'ajouter que, à cet égard, l'autopsie vint bientôt lever toute incertitude : il n'y avait là que le simulacre de la fièvre typhoïde. En d'autres termes, c'étaient des phthisies qui, sous une influence restée inconnue, s'étaient compliquées accidentellement de cet état morbide qu'on est convenu d'appeler *état typhoïde*, lequel peut s'associer à un grand nombre de maladies, loin d'appartenir exclusivement à l'entité pathologique à laquelle il a donné, à tort peut-être, son nom et sa qualification.

Je le demande, si ces faits s'étaient passés sous les yeux d'un médecin tant soit peu hostile au principe de l'antagonisme, ou moins exercé contre ces difficultés de diagnostic, si surtout l'autopsie n'était pas venue à propos pour rectifier les idées préconçues du pathologiste, ou pour dissiper les doutes du clinicien, voilà des faits qui eussent laissé leur impression dans l'esprit de l'observateur, et qui, à un moment donné, eussent pu être produits en témoignage contre la soi-disant incompatibilité de la fièvre typhoïde et de la phthisie pulmonaire!

Que si maintenant on venait à défalquer tous les faits analogues où on n'a pas su se tenir en garde contre les causes d'erreur, nous sommes persuadé que les cas vraiment authentiques de fièvres typhoïdes survenues dans le cours de la phthisie pulmonaire se réduiraient à un très petit nombre.

Cette conclusion seule suffit pour montrer que, à mes yeux, ces complications morbides, ces associations hétérogènes ne sont pas radicalement impossibles.

En médecine, moins qu'ailleurs peut-être, il ne saurait exister de loi absolue ; et la science périrait du jour où on s'obstinerait à rejeter comme lois toutes les grandes vérités, soit physiologiques, soit pathologiques, soit thérapeutiques, auxquelles on peut opposer quelques faits d'exception.

Je reconnais donc qu'il existe dans les annales de la science des faits positifs qui attestent la coïncidence de la fièvre typhoïde et de la phthisie. Ainsi, M. le professeur Forget, de Strasbourg (qui tient pour l'antagonisme, au moins dans certaines limites), en rapporte un exemple assez probant dans son *Traité de l'entérite folliculeuse*. M. le docteur Pidoux lui-même, malgré ses convictions très anciennes et très arrêtées en faveur de l'antagonisme, reconnaît avec bonne foi avo'r observé à l'hôpital Sainte-Marguerite un cas analogue à celui de M. Forget. Je ne doute pas, d'ailleurs, qu'en interrogeant ses souvenirs ou en compulsant les recueils de médecine pratique, chacun de nous ne fût en mesure de produire quelques autres faits du même genre, qui montreraient que, exceptionnellement, la fièvre typhoïde peut se développer dans le cours de la phthisie tuberculeuse.

Toutefois, pour ne pas laisser ici le champ trop libre à nos contradicteurs, il est urgent d'établir immédiatement une distinction que je regarde comme capitale.

« Loin de moi la pensée, comme je l'ai écrit ailleurs, qu'un individu portant des tubercules dans les poumons ou dans d'autres organes, jouisse par ce seul fait d'une immunité complète et absolue contre la fièvre typhoïde! Non, assurément; je n'ignore pas, en effet, que chez des personnes ayant succombé à la fièvre typhoïde, il est arrivé parfois de trouver des tubercules ; mais alors c'étaient des tubercules à l'état *latent*, qui jusque-là n'avaient suscité autour d'eux le moindre travail morbide, des tubercules, en un mot, qui ne constituaient pas encore une véritable maladie. »

Pour que l'antagonisme s'exerce, et que l'inaptitude à contracter la fièvre typhoïde existe, en d'autres termes, pour que l'immunité soit acquise, certaines conditions me paraissent nécessaires; outre que les tubercules ne doivent pas être en nombre insignifiant, il faut que ces tubercules ne soient pas réduits au rôle passif de corps étrangers, simplement implantés dans nos organes, ou vivant d'une vie toute parasitique. Il faut, en d'autres termes, qu'il se soit opéré autour et en eux un travail de désorganisation plus ou moins profond, qui, réagissant sur l'ensemble de l'économie, ait donné lieu, jusqu'à un certain degré, à la production de cet état général qu'on désigne sous le nom de *fièvre hectique*, ou mieux encore d'*hectisie*.

Ici donc une cause pure et simple de maladie, si imminente qu'elle soit, ne suffit pas. Mais, pour entrer dans la pensée de Hunter, il faut une action morbide réelle, il faut une maladie formée et en activité pour s'opposer efficacement au développement simultané de cette autre opération morbide spéciale qu'on appelle fièvre typhoïde.

En définitive, la diathèse tuberculeuse par elle-même, et le travail morbide général, ou l'état de cachexie qu'elle entraîne à sa suite, telles sont les deux conditions dont le concours est sinon d'une nécessité absolue, au moins d'une extrême efficacité pour manifester à son plus haut degré l'antagonisme pathologique spécial que nous nous efforçons de mettre ici en lumière.

De toutes les observations particulières que nous venons de passer en revue, il ressort un fait général des plus remarquables : c'est que la fièvre typhoïde, pour naître et se développer normalement, semble exiger, comme condition préalable, que l'organisme soit exempt actuellement, sinon de toute lésion, au moins de toute affection morbide profonde. Il en serait donc de la fièvre typhoïde, si l'on veut me permettre cette comparaison, comme de ces plantes difficiles qui ne peuvent croître et réussir dans un terrain qui a déjà reçu d'autres semences.

Pourquoi la fièvre typhoïde, plus que la plupart des autres espèces morbides, montre-t-elle cette incompatibilité pour d'autres maladies? Pourquoi, si j'ose ainsi parler, ce caractère si singulièrement exclusif et personnel?

Mystère bien obscur, sans doute, mais mystère du même ordre, ce me semble, que celui que nous offrent tant d'autres faits de la pathologie qui ne nous étonnent plus, par la raison qu'ils sont devenus vulgaires. Parmi ces faits, je citerai l'immunité acquise à celui qui a subi une première atteinte de fièvre éruptive, ou qui a reçu l'imprégnation du virus vaccinal.

Or, dans cette immunité, n'existe-t-il pas au fond un fait d'incompatibilité ou d'antagonisme? Il est telle graine qui, semée immédiatement dans le champ où elle a été récoltée, ne lève pas ou se dessèche rapidement. Mais laissez reposer la terre, et quand les conditions favorables se seront renouvelées avec le temps, la même graine fructifiera de nouveau.

Une première atteinte de variole, disais-je, préserve de la variole, mais non d'une manière absolue. La vaccine semblerait avoir besoin d'être renouvelée; du moins, les faits tendent à prouver de plus en plus que l'immunité qu'elle confère ne serait acquise que pour une certaine période de temps, d'ailleurs assez variable. On dirait que, chez quelques individus vaccinés, l'organisme, reposé pendant un certain nombre d'années, a recouvré la faculté (faculté bien fâcheuse assurément) de recevoir de nouveau l'imprégnation soit du virus-vaccin lui-même, soit du virus varioleux. Il semblerait donc que le corps vivant serait soumis à sa manière, et dans certaines limites, à une sorte de loi d'assolement; et peut-être est-ce là la raison secrète qui fait que les fièvres éruptives, ou plus généralement les maladies à *semences morbides* n'attaquent le plus ordinairement qu'une seule fois la même personne, pourquoi elles ne se développent qu'un petit nombre de fois, le plus souvent après un long intervalle; pourquoi enfin les derniers produits de ces maladies ont généralement subi des modifications ou des altérations plus ou moins profondes.

Mais je me hâte de quitter ce terrain scabreux pour revenir à la fièvre typhoïde.

Si l'on veut bien réfléchir à la nature de cette maladie, si l'on considère que, loin de consister dans une lésion plus ou moins superficielle d'un organe spécial ou d'un appareil organique particulier, la fièvre typhoïde a pour caractère essentiel d'affecter primitivement et profondément les fonctions les plus élémentaires, les plus radicales de l'organisme, en un mot, les fonctions *vitales communes*, pour envahir bientôt les fonctions spéciales les plus nécessaires à l'entretien de la vie, et semer de toutes parts des lésions plus ou moins graves, dans l'intestin, dans les poumons, dans les deux grandes portions du système nerveux; si l'on se pénètre bien, enfin, de cette idée que la fièvre typhoïde est le type des maladies générales, l'affection constitutionnelle par excellence, peut-être ne sera-t-on pas loin de concevoir la raison de cet antagonisme pathologique qui éclate ici dans toute son évidence.

Ne semble-t-il pas, en effet, qu'une maladie de cette nature doit avoir besoin, plus que toute autre, pour naître et se développer, de trouver la place inoccupée et pour ainsi dire le terrain libre ?

Or, quand l'organisme est soumis à une perturbation profonde, comme dans toute maladie grave, aiguë ou chronique, quand, par exemple, il est en proie à ce travail intime et désorganisateur qui caractérise la diathèse et la cachexie tuberculeuse, doit-on s'étonner si, dans cet état, l'organisme se montre si peu apte à recevoir l'imprégnation du principe inconnu qui produit la fièvre typhoïde, ou bien s'il présente des conditions si peu favorables à l'évolution normale et régulière des actions morbides diverses qui caractérisent cette maladie.

Toutefois, cette interprétation, qui rentre dans la théorie de Hunter, ne nous paraît pas complète; elle serait insuffisante pour rendre compte de toutes les circonstances qui se rattachent au grand fait de l'antagonisme.

S'il est vrai que, dans la production de ce grand fait, le siége de la maladie doive réclamer une large part d'influence, il est probable, néanmoins, que la principale raison de l'incompatibilité pathologique réside dans la diversité des dispositions morbides ou des diathèses, en un mot, dans l'opposition qui existe entre les causes elles-mêmes. Du moins, relativement à l'antagonisme de la fièvre typhoïde et de la phthisie, le concours de cette dernière condition nous semble rationnellement nécessaire.

En effet, comment se rendre compte autrement de la réciprocité d'antagonisme qui se manifeste entre ces deux maladies, au moins dans certaines limites. Je m'explique.

Si la fièvre typhoïde ne vient compliquer que très rarement d'autres affections graves et bien formées, il n'en est plus de même pour les maladies en général, qui peuvent compliquer et qui compliquent si souvent la fièvre typhoïde. A la liste très nombreuse des complications qui sont connues de tout le monde, et que je n'ai pas besoin d'énumérer, j'ajouterai un nouvel et curieux exemple qui nous a été fourni récemment par M. Oulmont, je veux parler de l'angine couenneuse, observée dans une des salles de l'hôpital Ste-Marguerite, chez des malades atteints de fièvre typhoïde.

Mais il paraît en être tout autrement relativement à la fièvre typhoïde et la phthisie pulmonaire.

Ainsi, s'il est bien prouvé, d'une part, que la fièvre typhoïde ne se développe que très exceptionnellement dans le cours de la phthisie pulmonaire, les faits tendent à montrer qu'ici il existe une sorte de réciprocité, c'est-à-dire que, malgré la fréquence, l'intensité et la longue durée des affections phlegmasiques du poumon, qui existent dans la fièvre typhoïde à titre de symptômes ou de complications, la phthisie pulmonaire ne prend qu'assez rarement naissance dans le cours ou immédiatement à la suite de cette dernière maladie. Depuis longtemps déjà ce fait avait frappé les observateurs; ainsi M. Louis et M. Andral entre autres, avaient remarqué, non sans étonnement, la grande différence qui existe sous ce rapport entre la fièvre typhoïde et quelques fièvres éruptives, notamment la rougeole, où les mêmes complications thoraciques aboutissent à des résultats bien opposés. Personne n'ignore, en effet, avec quelle déplorable facilité la rougeole fait germer les tubercules chez les malades prédisposés, et surtout quelle funeste impulsion elle imprime à ces produits morbides lorsqu'ils préexistent à la maladie?

Ne serait-il pas possible d'aller plus loin encore, et de dire, avec Hunter, que les fièvres graves sont quelquefois un moyen de guérison, sinon des tubercules déjà formés, au moins de la cause générale qui est susceptible de les produire?

Considérons ce qui se passe chez quelques jeunes gens lymphatiques ou strumeux, sujets à des affections catarrhales des bronches, sans cesse renaissantes, et paraissant porter en eux une prédisposition aux tubercules. Que, dans ces conditions, la fièvre typhoïde vienne à les saisir, rien de plus ordinaire que de voir de graves complications thoraciques faire explosion, et des bronchites tenaces, réfractaires, former le symptôme dominant de la maladie, allonger indéfiniment la convalescence, faire redouter longtemps par leur durée, leur persistance et d'autres caractères menaçans, la terminaison par la phthisie pulmonaire; et néanmoins n'arrive-t-il pas assez souvent que ces bronchites finissent, après un temps plus ou moins long, par s'user insensiblement, et même que tous les accidens du côté de la poitrine disparaissent d'une manière complète et définitive. Ne semblerait-il pas (suivant la remarque judicieuse de M. Pidoux) que, dans ces cas, la fièvre typhoïde ait eu pour heureux résultat d'expurger ces constitutions viciées par le lymphatisme, et d'assainir en même temps ces organes pulmonaires entachés par la diathèse scrofuleuse, souvent si voisine des tubercules? C'est qu'en effet, de toutes les maladies, la fièvre typhoïde est celle qui remue

l'être vivant dans ses plus grandes profondeurs, c'est peut-être
également celle qui a le plus sûrement pour effet de débarras-
ser l'organisme des mauvais levains qui peuvent le vicier ; de là,
quand la maladie est achevée et l'action morbide épuisée, cette
dépuration intime et profonde, et comme disaient les anciens,
cette récorporation salutaire qui se traduit par une transfor-
mation complète et tout à fait inespérée de la santé.

La connaissance de ces faits, relevant de la loi d'antagonisme, n'a donc pas seulement un pur intérêt scientifique ou
spéculatif.

S'il est des maladies qui ont entre elles des rapports d'affinité naturelle, qui marchent volontiers ensemble, qui tendent
à se réunir et à s'associer de manière à former des maladies
mixtes ou composées, participant jusqu'à un certain point du
caractère différent des maladies composantes ; s'il en est d'autres qui, sans se mêler ou se fusionner, s'appellent, se suivent
ou s'engendrent facilement, ou du moins qui jouent, les unes
à l'égard des autres, le rôle de causes excitatrices, il en résulte que la prophylaxie doit s'emparer de ces faits, et avoir
l'œil ouvert sur ces maladies, afin d'empêcher, autant que
possible, leurs rapprochemens, ou d'en neutraliser, dans certaines limites, les funestes influences.

Enfin, n'oublions pas de faire ressortir un dernier caractère
de l'antagonisme que déjà nous avons laissé entrevoir au début
de ce travail. — Nous avons reconnu que, malgré leur défaut
d'affinité, certaines maladies antagonistes ne laissaient pas que
de se rapprocher quelquefois et de se mêler l'une à l'autre.
Ainsi, pour ne pas sortir de notre sujet, nous dirons qu'il n'est
pas très rare de voir la fièvre typhoïde se développer chez des
individus actuellement en état de maladie, et même sous le coup
de certaines affections diathésiques, telles que la scrofule, les
dartres, la goutte, etc.

Toutefois, je tiens à faire remarquer que, dans ces cas, il n'arrive presque jamais que la fièvre typhoïde éclate lorsque l'affection diathésique est à l'état aigu, c'est-à-dire, quand elle domine et trouble violemment l'organisme, mais de préférence lorsqu'elle est réduite à cet état vague et indécis qui représente plutôt un élément ou une disposition morbide qu'une maladie en pleine activité.

Eh bien! lorsque la fièvre typhoïde vient à s'emparer comme de vive force de ces organismes mal préparés pour elle, et en quelque sorte réfractaires, elle perd le plus généralement ses caractères de maladie franche et régulière pour revêtir les apparences les plus insolites, les formes les plus anomales. C'est, en un mot, dans ces associations hétérogènes que se forment ces maladies *larvées*, défigurées, presque méconnaissables, qui font le malheur des nosographes, et qui, dans la pratique, deviennent si souvent une pierre d'achoppement pour la médecine classique.

Bref, la fièvre typhoïde, plus forte que tous les obstacles, a pu se développer sur un terrain contraire et hostile, c'est vrai! Mais ici ne voit-on pas l'antagonisme éclater jusque dans ces anomalies elles-mêmes, et se trahir encore par cette sorte de dégénérescence de la maladie?

Avant de terminer, je tiens à faire une observation qui n'est pas sans importance, c'est que, dans ce que j'ai dit jusqu'ici, au sujet de l'antagonisme de la fièvre typhoïde, j'ai eu exclusivement en vue la fièvre typhoïde ordinaire ou de forme sporadique, sans prétendre en tirer aucune conclusion relativement à cette même maladie considérée à l'état épidémique.

On sait, en effet, combien l'*épidémicité* augmente la gravité des maladies et combien elle en accroît la léthalité; on sait surtout à quel degré cette même condition en exalte la force aggressive et la puissance de propagation!

C'est ainsi qu'on voit la variole, lorsqu'elle règne épidémiquement, se jouer bien souvent de l'immunité, en apparence la mieux acquise, et s'attaquer à des individus qu'on devait croire à l'abri de ses coups, soit par le bénéfice de l'inoculation vaccinale, soit surtout en raison d'une atteinte antérieure de variole.

C'est ainsi encore qu'on voit la fièvre typhoïde qui, en temps ordinaire, s'observe assez rarement après 30 à 35 ans, ne plus respecter, en temps d'épidémie, aucune limite d'âge, et faire parfois des victimes jusque dans l'extrême vieillesse.

Or, si le génie épidémique possède un tel empire sur des immunités en apparence aussi sûres, rien d'étonnant qu'il puisse également triompher des conditions organiques, quelles qu'elles soient, d'où résulte l'antagonisme morbide, principe peut-être et fondement de l'immunité.

Que si donc on étudiait les choses de près, il est à croire que bien des exemples de fièvre typhoïde, en opposition avec la loi d'antagonisme, trouveraient leur cause et leur moyen d'explication dans les conditions d'épidémicité dont nous venons de signaler la puissance supérieure; et cette nouvelle considération tendrait encore à diminuer singulièrement la valeur de ces faits exceptionnels; car on nous accordera sans doute que la loi d'antagonisme ne saurait avoir le privilége d'échapper à l'action souveraine des circonstances extra-normales qui représentent en quelque sorte, pour la médecine, des circonstances de *force majeure.*

Messieurs, dans ce travail, je me suis proposé un double but : avant tout, je voulais faire connaître et établir scientifiquement un fait d'antagonisme nouveau, ou encore à peine entrevu. Ce fait, outre son intérêt propre, me paraissait posséder encore, en dehors de lui, une véritable importance; peut-être était-il destiné à rendre raison d'un autre fait bien remarquable, et qui, pourtant, n'a pas été considéré jusqu'ici avec une attention suffisante, c'est-à-dire à expliquer pourquoi la fièvre typhoïde se développe si rarement chez les malades de nos hôpitaux, et pourquoi surtout, dans ces mêmes établissemens, la fièvre typhoïde se montre si peu contagieuse.

J'étais encore poussé par un autre mobile : j'avais à cœur, à l'aide de ce même fait, de relever la doctrine générale de l'antagonisme de cet état d'abandon et de déchéance où nous la voyons aujourd'hui réduite.

Vous savez, Messieurs, sous quels auspices et avec quel éclat cette doctrine, jusque-là si obscure, s'est produite il y a quelques années dans le monde médical. Il s'agissait, on se le rappelle, de l'antagonisme des affections paludéennes avec la phthisie pulmonaire d'une part, et la fièvre typhoïde de l'autre.

Le sujet était neuf, plein de grandeur et d'intérêt. Mais, d'autre part, rien de plus complexe, de plus vaste, de plus ardu : discussions de nosologie, considérations de pathologie générale, études toutes nouvelles sur la climatologie et la géographie médicale, recherches statistiques, en un mot, toutes les grandes difficultés de la science se trouvaient soulevées et attaquées par cette question hardie.

La lutte qu'elle provoqua est encore présente à vos souvenirs; vous n'avez pas oublié combien cette lutte fut longue, brillante, passionnée; vous n'avez pas oublié surtout quelle en fut l'issue. Quand tout fut fini, M. Boudin avait, de l'aveu de tous, gagné sa cause comme homme d'initiative, de science et de talent. Mais soit que, malgré tous ses efforts, sa véritable pensée n'ait pu être toujours parfaitement comprise, soit que de la part de ses adversaires il y eût défaut de bonne volonté, soit enfin qu'en réalité les preuves administrées n'aient pas été complétement démonstratives, toujours est-il que le public médical resta généralement en suspens sur le fond du débat. Je dois ajouter même que, dans l'opinion d'un grand nombre d'observateurs, le fait d'antagonisme présenté par M. Boudin devait être considéré comme un fait des plus contestables, pour ne rien dire de plus. Bref, à tort ou à raison, ce fait n'eut pas l'avantage d'être définitivement acquis à la science.

Ainsi qu'il était facile de le prévoir, cet échec ne pouvait qu'être fatal à la doctrine de l'antagonisme elle-même. En effet, comme cette doctrine était nouvelle et encore mal assise, elle ne tarda pas à subir le sort du fait particulier avec lequel elle venait de se produire au grand jour, et auquel elle paraissait en quelque sorte inféodée. En un mot, après un moment d'éclat, la doctrine de l'antagonisme fut jugée comme reposant sur une pure hypothèse, et bientôt elle était retombée dans sa première obscurité.

Ce jugement, ou plutôt cette condamnation était, à mon sens, contraire à la logique et à la raison. La destinée d'une doctrine générale, si on la suppose fondée sur un principe vrai, ne doit être subordonnée en aucune manière à celle de tel ou tel fait particulier. Si un fait donné comme auxiliaire d'une vérité, vient à faillir, d'autres faits sont là, ou viendront bientôt pour le suppléer ; il ne s'agira que de faire un nouvel appel à l'observation qui, à coup sûr, y pourvoira.

Notre époque s'attache si peu aux idées générales, qu'elle saisit avec empressement toute occasion qui lui semble justifier son indifférence pour elles. Si les faits apportés par M. Boudin eussent été d'une vérification plus facile, la doctrine de l'antagonisme, s'y appuyant solidement, courait aussitôt à d'autres applications, et se généralisait bien vite. Mais on trouve, à tort ou à raison, que la doctrine reçoit un démenti sur ce point, et cela suffit pour la discréditer sur tous. Voilà un vice des écoles scientifiques pour qui l'observation est un *criterium* absolu; voilà une des conséquences erronées du numérisme, expression la plus rigoureuse de ces écoles.

Il faut prendre les choses de plus haut, voir si l'antagonisme n'est pas une des lois de la pathologie, puis à quelles conditions et dans quelles limites elle l'est.

Or, cela est incontestable, l'antagonisme est une loi des maladies, au même titre que les affinités pathologiques en sont une autre. N'y a-t-il pas des maladies qui s'appellent, qui sont congénères, dont la nature a quelque chose d'analogue, et qui, par conséquent, s'associent et se combinent avec la plus grande facilité? Faut-il citer la goutte et le rhumatisme, les scrofules et la syphilis, la coqueluche et la phthisie; et, malgré ce que j'ai pu dire plus haut de l'incompatibilité générale des maladies inflammatoires aiguës et franches avec la fièvre typhoïde, ne pourrais-je pas citer encore l'affinité de la fièvre typhoïde avec les fièvres gastriques et muqueuses? Il est d'autres maladies qui n'ont entre elles ni affinité, ni antipathie, et qui sont, en quelque sorte, indifférentes à s'unir; les exemples surabondent. Enfin, il en est qui, alors même que tout, dans les circonstances extérieures, favorise leur association, ne se marient jamais, ou le font si exceptionnellement, qu'on peut prononcer avec rigueur que la seule raison de leur très rare alliance consiste en une véritable incompatibilité de nature. Il y a donc une échelle complète des affinités pathologiques, et par conséquent il y a un antagonisme. Mon principal but a été de le prouver, et de relever ce principe d'une disgrâce injuste et trop précipitée où le scepticisme de l'école moderne n'est pas fâché de laisser croire qu'il est définitivement tombé.

En transportant la question de l'antagonisme sur un terrain très circonscrit et accessible à l'observation de tous, c'est-à-dire en prenant pour sujet d'étude une maladie aussi commune et aussi bien déterminée que l'est la fièvre typhoïde, j'ai cet avantage, à défaut de tout autre, de mettre en avant un fait facile à vérifier. Je crois d'ailleurs que cette vérification lui sera favorable. Mais quand bien même le succès viendrait à me manquer, si du moins j'avais réussi, au moyen de ce travail, à faire remettre à l'étude la question générale de l'antagonisme, et à ramener l'attention sur un point de doctrine si bien dans le véritable esprit de la médecine, c'est un résultat dont un ami de la science aurait encore lieu de s'honorer.

FIN.

PARIS — TYPOGRAPHIE ET LITHOGRAPHIE FÉLIX MALTESTE ET Cie.
Rue des Deux-Portes-Saint-Sauveur, 22.